Te 163
974 (31)

AF320633

# LA BOURBOULE

ET SES

## EAUX MINÉRALES

PAR LE

## D<sup>R</sup> CONSTANTIN JAMES

Auteur du *Guide pratique aux Eaux minérales*.

PARIS

IMPRIMERIE GÉNÉRALE, A. LAHURE

9, RUE DE FLEURUS, 9

1880

# LA BOURBOULE

## ET

## SES EAUX MINÉRALES

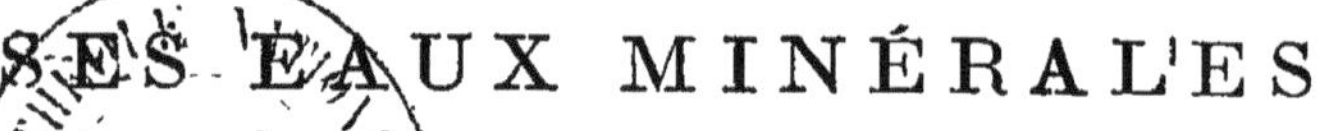

---

### POURQUOI JE SUIS RETOURNÉ A LA BOURBOULE.

Lorsque parut, il y a trois ans (1877), la dixième édition de mon *Guide aux eaux*, le bassin thermal de la Bourboule était, on peut le dire, en pleine crise, par suite des forages pratiqués pour la recherche de nouvelles sources minérales. Ces forages, sur lesquels du reste nous aurons à revenir, avaient amené, par intervalle, et sous les yeux mêmes des baigneurs, de notables perturbations dans le jaillissement des eaux ; aussi les esprits s'en étaient-ils vivement émus. C'est au point qu'à la saison dernière, au moment des départs pour les eaux, plus d'un malade hésita à prendre le chemin de la Bourboule, dans la crainte de ne plus y rencontrer les vertus thérapeutiques des sources d'autrefois.

Beaucoup de médecins, et j'étais de ce nombre, partagèrent ces appréhensions. Sous ce rapport, ma position était d'autant plus difficile que, par suite de ma spécialité bien connue des eaux, on venait, sur ce point délicat, me demander des avis, alors qu'au contraire j'aurais eu bien plutôt besoin d'en recevoir. Or, où les puiser, en l'absenee de toute publication exposant nettement l'état réel des choses et des lieux?

Aussi, pour arriver enfin à me faire une opinion, me décidai-je à un parti « héroïque », celui de quitter mon cabinet, au fort même de mes consultations, et de me rendre à la Bourboule, alors que la saison était encore en pleine activité. Là, du moins, je verrais les eaux à l'œuvre; j'interrogerais malades et médecins sur les effets qu'elles produisent ; comparant ensuite ces effets avec ceux que j'avais observés naguère, j'acquerrais une notion exacte sur la somme de confiance qu'il convient d'accorder ou de refuser à ces sources.

Je partis donc pour la Bourboule au mois d'août, et le 16 je descendais à l'hôtel où j'avais eu la précaution de retenir d'avance un logement.


## CHANGEMENT D'ASPECT DE LA BOURBOULE.


Je connaissais la Bourboule de vieille date, pour l'avoir visitée une première fois, il y avait quelque chose comme trente ans; j'y étais même retourné une fois depuis. Et cependant j'eus quelque peine à m'orienter en y arrivant! C'est qu'elle avait complètement changé d'aspect.

Ainsi, lors de ma première visite, ce n'était qu'un méchant petit hameau d'un accès très difficile et comme perdu dans une des vallées les plus sauvages de la Dordogne. A peine quelques maisons ou plutôt quelques masures s'élevaient-elles au voisinage d'un hangar qu'on décorait, je ne sais pourquoi, du titre d'Établissement thermal. Là se trouvaient deux misérables baignoires en sapin dont l'eau, après avoir servi, se déversait de l'une dans l'autre pour servir de nouveau; à côté une piscine plus misérable encore. Les gens du pays formaient alors la seule clientèle de ces eaux. Il leur fallait apporter avec eux les objets les plus nécessaires à l'existence, tels que lit, linge, nourriture, et jusqu'à des tentes! Il est vrai qu'en échange, ils remportaient souvent la guérison.

Ce fut en 1866 que je retournai à la Bourboule pour la seconde fois. Je constatai un progrès sensible dans l'aménagement des sources et les logements des baigneurs; j'y vis même quelques malades venus du dehors. Mais ce n'était encore qu'une station de troisième ordre, en supposant qu'il n'y en ait pas de quatrième.

Aussi quelle n'a pas été ma surprise, lors de ma dernière visite à la Bourboule, d'apercevoir une cité véritable! Ce qui ne contribua pas peu à me dérouter, c'est la particularité que voici :

Les premiers bâtiments qui constituèrent le noyau de la ville actuelle s'élevaient tous sur la rive droite de la Dordogne. C'est là que je les avais vus, aucun n'existant encore sur la rive gauche. Or, depuis quelques années, une série de passerelles jetées sur le fleuve a réuni et confondu les deux rives, de telle sorte que d'élégantes villas, de délicieux cottages, un magnifique parc se montrent aujourd'hui sur la rive gauche, à cette même place, par conséquent, où je n'avais vu jadis qu'un terrain abrupt. Et tout cela est entouré d'une verdure admirable! C'est que la vallée de la Dordogne est excessivement fertile, et jouit d'une température

relativement douce, grâce au massif granitique qui la ga-
rantit contre les vents du nord.

Mais je ne suis pas venu à la Bourboule pour faire de la
pastorale ni de l'idylle. Arrivons donc de suite au but de
mon voyage, je veux dire à l'étude des sources.


### SOURCE PERRIÈRE ET SOURCE CHOUSSY.


Ma première visite fut pour M. Lamarle, le savant Direc-
teur de la Compagnie. Comme il me fallait absolument
quelqu'un pour me guider et pour me renseigner, il vou-
lut bien s'offrir lui-même pour me faire les honneurs de
son « département » et cela avec une obligeance et une
bonne grâce dont je ne saurais assez le remercier. Commençons donc avec lui notre tournée thermale.

Les richesses hydro-minérales de la Bourboule sont
représentées actuellement par deux sources, la source Perrière et la source Choussy.

Toutes les deux sont le résultat de forages artésiens, qui
ont fait successivement disparaître les anciennes sources.
Elles émergent du granit à une profondeur de 75 à 80 mètres. Deux pompes monstres longtemps rivales, aujour-
d'hui associées pour une œuvre commune, servent à monter
l'eau qu'exigent les besoins du service. Celle-ci, à la sortie
des pompes, marque environ 54° cent.; au griffon, où la
sonde s'est arrêtée, sa température est de 60.

Il y a bien encore quelques autres sources minérales,
également artésiennes, et appartenant à la même classe;
mais, ainsi que nous le verrons, leur importance et leur

rôle sont tout à fait secondaires. Ne nous occupons donc que des sources Perrière et Choussy.

Les orifices extérieurs par où ces deux sources s'échappent à la surface du sol sont presque voisins l'un de l'autre; il en est de même de leurs griffons souterrains; seulement, particularité importante, ces griffons communiquent ensemble, de telle sorte que c'est la même eau avec deux conduites et sous deux noms différents.

La preuve de cette communication est facile à donner; elle se démontre même toute seule pendant la saison thermale. Ainsi, quand on fait jouer simultanément la pompe Choussy et la pompe Perrière, elles fournissent toutes les deux de l'eau en abondance; mais, si l'on fait jouer une seule des deux pompes, le niveau de l'eau baisse de même simultanément dans les deux puits.

## ÉTABLISSEMENTS THERMAUX.

Maintenant que nous voilà suffisamment renseignés sur l'origine et la corrélation des sources Perrière et Choussy, suivons-les, toujours sous la conduite de M. Lamarle, aux établissements auxquels elles se distribuent, et qui appartiennent tous à la Compagnie.

Ces établissements sont au nombre de trois, savoir : l'*Établissement Mabru*; l'*Établissement Choussy* et les *Thermes* ou *Grand Établissement*.

Établissement Mabru. — Ce petit bâtiment, tout modeste qu'il paraisse aujourd'hui à côté des deux autres, était déjà une vraie merveille comparativement aux bains primitifs de la Bourboule. Il est alimenté par la source Perrière dont il n'est distant que de quelques pas. Son installation balnéaire m'a semblé très complète. Je crois inutile toutefois d'entrer à son sujet dans des détails, car il ne s'y donne que des bains de troisième classe, et, par suite, il intéresse beaucoup plus l'Assistance Publique que ce qu'on appelle la « Clientèle des eaux. »

ÉTABLISSEMENT CHOUSSY. — Cet établissement, qu'alimente la source dont il porte le nom, est l'œuvre de notre regretté confrère, Louis Choussy[1]. C'est un bel édifice auquel on ne peut reprocher que son manque d'unité architecturale. C'est que, pour le construire, il a fallu attaquer par le fer et le feu le rocher gigantesque auquel il est adossé. L'emplacement qu'il occupe n'est donc autre que l'échancrure pratiquée au cœur même du granit.

Ce qui m'a le plus frappé dans l'Établissement Choussy, c'est la magnifique salle où sont disposées les buvettes. Elle sert tout à la fois de lieu de réunion et de promenoir couvert : elle sert aussi de cabinet de consultation en plein air, car c'est là que le médecin rencontre ses malades aux heures de service et répond à toutes ces petites questions de détail qu'on aime tant à lui adresser.

L'Établissement Choussy renferme, en plus d'une vaste piscine, les mêmes ressources et le même outillage balnéaires que le Grand Établissement des Thermes. Ce que nous allons dire à propos de ce dernier établissement s'applique donc également à tous les deux.

---

1. Le docteur Louis Choussy, dont le nom est inséparable de celui de la Bourboule, est mort, on peut le dire, « à la peine », vers la fin de 1879.

Thermes ou Grand Établissement. — C'est un véritable palais qui se dresse, au centre même de la ville, sur le terrain compris entre la Dordogne et la route du Mont-Dore. Il figure un vaste quadrilatère dont chaque angle est formé par un pavillon, d'une architecture à la fois sévère et gracieuse. Deux longues galeries parallèles sont coupées, chacune en son milieu, par deux pavillons en saillies qui les dominent et constituent autant d'entrées monumentales. Une troisième galerie relie ces entrées et divise ainsi le bâtiment en deux parties égales, l'une destinée au service des femmes et l'autre au service des hommes.

Cet établissement est alimenté par la source Perrière. Il reçoit, de plus, pour tempérer l'excès de chaleur de cette source, soit de l'eau du Puits de la Plage [1], soit de l'eau des sources Fenestres [2], soit tout simplement de l'eau Perrière refroidie artificiellement.

Quant aux aménagements balnéaires, nous avons dit qu'ils sont les mêmes pour les Thermes et pour l'Établissement Choussy. Ainsi les bains sont pris dans des cabinets spacieux où l'air et la lumière arrivent à profusion, et dont les baignoires, surmontées d'une douche, sont en fonte émaillée. D'autres douches, dont la forme, la puissance et la température offrent toutes les variétés possibles, occupent des compartiments à part. Enfin, il existe dans l'un et l'autre établissement des Salles de Pulvérisation d'après

---

1. C'est une eau tempérée, contenant en moindre proportion les mêmes éléments que la source Perrière, et jaillissant à 70 mètres au sud de celle-ci.

2. C'est une eau minérale froide, renfermant des principes identiques, qui jaillit de l'autre côté de la Dordogne, sur la rive gauche.

un nouveau modèle, et des Salles d'Inhalation de vapeurs
qui sont en même temps des Étuves de Sudation.


## SOURCES ANCIENNES ; SOURCES NOUVELLES.
## LEUR COMPARAISON.


Nous avons maintenant un aperçu général des sources de
la Bourboule et de la manière dont elles ont été appropriées
à l'usage des malades. Mais ce n'est là qu'un petit côté de la
question. Le point essentiel et délicat entre tous, c'est de
savoir quelle est aujourd'hui la valeur médicinale de ces
eaux.

Je dis « aujourd'hui. » C'est que les sources actuelles ne
datent en quelque sorte que d'hier, toutes les sources anciennes ayant disparu d'une manière qu'on peut appeler
violente. Ainsi chaque coup de sonde, amenant l'apparition
d'une nouvelle source, amenait en même temps la disap-
tion d'une ou plusieurs sources anciennes. C'est au point
qu'il ne reste plus rien de celles-ci, rien absolument, pas
même les noms. Qui donc serait compris maintenant, s'il
venait à parler des sources du *Grand-Bain*, des *Fièvres*,
du *Petit-Bagnassou*, du *Coin* ou de la *Rotonde* ? Et cependant ce sont les seules sources dont il soit fait mention
dans les anciens Traités.

On comprend dès lors qu'on ait dû se demander si cette
substitution de sources artésiennes à des sources naturelles
n'avait pas pu causer quelques changements dans la valeur
intrinsèque des eaux, quelques modifications dans leurs
vertus thérapeutiques.

Telle est, nous l'avons dit en commençant, la question qui avait, à si juste titre, ému l'opinion, et qui nous avait amené nous-même tout exprès à la Bourboule, précisément pour tâcher de la résoudre. Seulement, comment procéder à cette solution ?

Il n'y avait évidemment qu'un moyen : comparer les propriétés physiques et chimiques des sources actuelles avec les propriétés physiques et chimiques des sources anciennes ; comparer surtout leurs vertus médicinales, et voir si on obtient aujourd'hui les mêmes cures qu'autrefois à la Bourboule. C'est ce que j'ai fait.

Entrons donc dans quelques détails sur les résultats que cette comparaison m'a fournis relativement à l'identité de ces sources.

## IDENTITÉ DE CES SOURCES QUANT A LEURS PROPRIÉTÉS PHYSIQUES.

J'ai pris un peu au hasard, comme objet de comparaison, parmi les éditions précédentes de mon *Guide*, la cinquième, laquelle date d'une vingtaine d'années, et remonte par conséquent à une époque de beaucoup antérieure à celle où fut donné le premier coup de sonde dans le bassin thermal de la Bourboule. Or, voici comment je m'exprimais sur les propriétés physiques de ces eaux :

« L'eau de la Bourboule est d'une limpidité parfaite et offre quelque chose d'onctueux au toucher. Il s'en exhale une légère odeur de soufre ou plutôt d'ail. Sa température oscille entre 29 et 45 degrés. Et, chose bizarre ! quand on boit l'eau à sa chaleur native, elle a un goût salé ; si, au contraire, on la laisse refroidir, sa saveur paraît plutôt acidule. »

Tel est le signalement que je donne des anciennes sources. En quoi donc les nouvelles diffèrent-elles aujourd'hui de ce qu'étaient les anciennes ? N'offrent-elles pas toujours la même limpidité, le même caractère onctueux, la même odeur sulfureuse et alliacée ? N'y reconnaît-on pas également les mêmes changements de saveur, suivant que l'eau est bue chaude ou, au contraire, refroidie ?

La seule différence porte sur la température, qui est maintenant notablement plus élevée qu'autrefois. Mais c'est la conséquence obligée de leur nouveau captage, qui va les surprendre à un endroit plus rapproché de leur foyer central. Cela prouve de plus que, pendant leur long parcours souterrain, elles n'ont été adultérées par aucun mélange d'eau douce. Cet accroissement de température est donc en définitive un fait tout en leur faveur.

Ainsi, premier point : *Les sources actuelles de la Bourboule sont les équivalentes des sources anciennes, sous le rapport de leurs propriétés physiques.*

## IDENTITÉ DE CES SOURCES QUANT A LEURS PROPRIÉTÉS CHIMIQUES.

Commençons, comme nous l'avons fait pour les « Propriétés physiques, » par bien établir quelle était la Composition chimique de l'eau de la Bourboule, antérieurement aux derniers forages.

Nous savons que c'est l'arsenic qui constitue le principal élément minéralisateur de cette eau. Thénard, l'un des premiers, s'attacha à en déterminer les doses ; d'autres chimistes s'occupèrent après lui des mêmes recherches. Or, il ressort de ces divers travaux que la quantité d'arsenic contenue dans un litre d'eau de la Bourboule était à cette époque de 7 milligrammes.

Voilà pour les anciennes sources. Que renferment maintenant les nouvelles ?

C'est l'Académie de Médecine elle-même qui va nous l'indiquer, car elle aussi s'était émue du bruit qui se faisait autour de la Bourboule, à tel point qu'elle avait chargé une Commission de lui faire un rapport sur la source Perrière que nous avons dit résumer le mieux toutes les autres sources. Le rapporteur fut M. Poggiale. Or, se basant sur les analyses de MM. Lefort et Bouis, il arriva à cette conclusion, adoptée par l'Académie, que « la source Perrière renferme absolument les mêmes doses d'arsenic que les anciennes sources, à savoir 7 milligrammes par litre. »

Rappelons à ce propos quelques dates ; elles ont ici leur très grande signification.

Ce fut dans la séance du 28 mai 1878 que M. Poggiale lut son rapport. Il y avait, par conséquent, près de *onze mois* que la source Perrière coulait librement, puisque c'était le 12 juillet de l'année précédente que l'échec subi par M. Choussy avait mis fin à toute lutte pour sa possession. Or, comme cette lutte ne saurait se reproduire, toutes les sources de la Bourboule étant aujourd'hui la propriété d'une même Compagnie, on peut regarder ce chiffre de 7 milligrammes comme n'étant plus exposé à subir de variations et, par suite, comme devant rester le type du degré de minéralisation des nouvelles sources.

Ainsi, second point : *Les sources actuelles de la Bourboule sont les équivalentes des sources anciennes sous le rapport de leurs propriétés chimiques.*

## IDENTITÉ DE CES SOURCES QUANT A LEURS VERTUS MÉDICINALES.

Cette si parfaite similitude des « Propriétés physiques et chimiques » des sources anciennes et des sources actuelles donne nécessairement à penser qu'il doit en être de même de leurs « Vertus médicinales. » Sans doute. Seulement on n'est réellement en droit, dans des questions de cette nature, de rien affirmer qu'autant qu'on a soumis l'eau minérale à l'épreuve clinique.

C'est ce que j'ai fait pendant mon séjour à la Bourboule. Ne pouvant, faute de temps, m'éclairer par des observations personnelles, je me suis livré à une minutieuse enquête près des malades et des médecins sur l'action thérapeutique de ces eaux. Or, je le déclare ici hautement, tout ce que j'ai vu, tout ce que j'ai entendu, tout ce que j'ai appris à cet égard, m'a prouvé jusqu'à l'évidence que les sources nouvelles sont bien réellement, au point de vue médicinal, la reproduction exacte des anciennes.

Ma conviction sous ce rapport est si complète que je ne crois pouvoir mieux résumer leurs vertus thérapeutiques actuelles qu'en leur appliquant ce que j'ai dit des anciennes sources, dans la dernière édition de mon *Guide* :

« On peut établir, comme règle générale, que l'action des eaux de la Bourboule est tonique, reconstituante et éminemment dépurative. Nous venons de voir qu'on les emploie dans ce but sous toutes les formes. Ajoutons que l'estomac les supporte à merveille, particularité d'autant plus importante que c'est surtout par l'absorption stomacale que s'opère la dépuration de l'organisme. Or, nous n'avons pas oublié quelle quantité énorme d'arsenic contient l'eau de la Bourboule. Comment s'étonner dès lors qu'une pareille eau agisse si puissamment sur le « sang et les humeurs ? »

« Ainsi s'explique pourquoi vous verrez à la Bourboule tant d'enfants dont le seul état maladif consiste dans une débilité congénitale qu'il importe de combattre dès ses débuts, ne fût-ce que pour rendre plus facile l'évolution de la puberté.

« Quant aux maladies proprement dites pour lesquelles on prescrit ces eaux, ce sont : les affections de la peau, spécialement l'acné, le psoriasis et l'eczéma lichénoïde ; le lymphatisme et la scrofule, même arrivés à la période cachectique ; l'anémie ; les fièvres paludéennes et les lésions qu'elles occasionnent ; le rhumatisme nerveux ; les formes atoniques de la goutte ; certaines paralysies ; les suites de traumatisme (entorses, raideurs articulaires, ankyloses commençantes, etc.) ; puis, enfin, le diabète et l'albuminurie.

« J'allais oublier les maladies de poitrine ; c'est que leur traitement ne date que de ces dernières années. Il est de fait que ces eaux agissent quelquefois merveilleusement contre certaines affections des voies respiratoires, surtout

quand celles-ci se rattachent à l'existence de quelque dia-
thèse répercutée. »

— Telle est la manière dont je m'exprimais sur les anciennes sources de la Bourboule. Or, je ne vois absolument
rien à changer dans mes appréciations sur les nouvelles.

Ainsi, troisième point : *Les sources actuelles de la Bourboule sont les équivalentes des sources anciennes, sous le
rapport de leurs vertus médicinales.*

## RÉSUMÉ.

Il résulte de ce qui précède que la crise que vient de tra-
verser la Bourboule, et dont on s'était heureusement
exagéré la portée, n'arrêtera en rien son merveilleux essor.
Je dirai plus : elle aura eu cela d'utile, qu'en substituant à
des sources d'un faible rendement de véritables torrents
d'eau minérale [1], elle l'aura mise en mesure de suffire désor-
mais à toutes les exigences des services balnéaires, quelques
proportions que ces services puissent prendre un jour. Aussi,
que la fièvre de construction qui s'était emparée des habi-
tants s'accroisse encore, au lieu de se ralentir. Il y va de
leur intérêt; il y va également de celui des malades que
nous dirigeons vers ces eaux, car on leur évitera la cruelle
déception, après de longues heures de voitures, de revenir
sur leurs pas, faute de logements, afin d'aller attendre à
Clermont qu'il y ait place pour les recevoir.

---

1. Tandis que le rendement des anciennes sources n'était que d'une
cinquantaine de litres par minute, celui des nouvelles est de plus de six
cents (Amiot).

Je viens de parler de la longueur de la route. Celle-ci a beau être pittoresque, les paysages impressionnent peu quand on souffre, et qu'on a hâte d'arriver. Aussi apprendra-t-on avec plaisir que la Bourboule est à la veille d'être reliée par une gare au chemin de fer de Clermont à Tulle, ce qui abrégera sensiblement le voyage, et qu'elle se trouvera mise ainsi en rapport avec toutes les grandes lignes européennes.

## EXPÉDITION ET TRANSPORT DES EAUX.

J'ai voulu, avant de prendre congé de la Bourboule, visiter l'endroit où a lieu la mise en bouteilles des sources Perrière et Choussy, les seules qu'on exporte. Cette petite opération, quelque peu délicate, est l'objet de soins tout particuliers qui assure la conservation de l'eau indéfiniment. Il s'en expédie ainsi des quantités considérables dans le monde entier, car ce sont, avec celles de Vichy, les eaux les plus répandues. La dose à laquelle on les boit est d'un à deux verres dans la journée; on peut même aller jusqu'à trois verres. Mêmes usages que prises sur les lieux mêmes.

J'en retire également d'excellents résultats en lotion et en pulvérisation dans ma nouvelle Méthode [1] de traitement de l'Acné et de la Couperose.

---

1. Cette méthode, qu'il m'est interdit de louer, puisqu'elle est de moi, se trouve décrite dans le volume que j'ai fait paraître, l'année dernière (1879), sous le titre : *Toilette d'une Romaine au temps d'Auguste et Conseils à une Parisienne sur les Cosmétiques;* 3ᵉ édition, augmentée d'un *Traité des Éruptions de la Face et du Cuir chevelu.* Garnier frères, Paris.

Typographie Lahure, rue de Fleurus, 9, à Paris.

318 — PARIS, TYPOGRAPHIE A. LAHURE

Rue de Fleurus, 9

www.ingramcontent.com/pod-product-compliance
Ingram Content Group UK Ltd.
Pitfield, Milton Keynes, MK11 3LW, UK
UKHW021720090726
13657UKWH00005B/2366